NOTICE

CHIMICO-PHARMACEUTIQUE

SUR

LE SULFATE DE QUININE.

NOTICE

CHIMICO-PHARMACEUTIQUE

SUR

LE SULFATE DE QUININE,

OBTENU DES QUINQUINAS ÉPUISÉS,

D'APRÈS LE PROCÉDÉ DE M. GUERETTE;

Par XAVIER DUJAC, Pharmacien,

Ancien Pharmacien en chef de l'hôpital militaire temporaire de Saint-Jean-de-Luz ; ex-Pharmacien, chargé du
service de l'hôpital militaire temporaire de Lahonce ;
ex-Pharmacien des hôpitaux militaires de Strasbourg
et de Freyberg ; ex-Préparateur de chimie de la faculté
des sciences de Montpellier.

Les opinions fondées sur les passions
n'ont qu'une existence éphémère.

SAINT-ÉVREMONT.

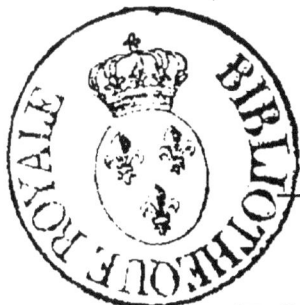

TOULOUSE,

DE L'IMPRIMERIE DE CAUNES,

RUE DES TOURNEURS, HÔTEL PALAMINY, N.º 45.

1825.

NOTICE

CHIMICO-PHARMACEUTIQUE

SUR

LE SULFATE DE QUININE,

OBTENU DES QUINQUINAS ÉPUISÉS, D'APRÈS LE PROCÉDÉ
DE M. GUERETTE.

———————

La découverte de la cinchonine et de la quinine fut précédée d'une infinité de découvertes, qui avaient singulièrement étendu les connaissances que nous possédions sur les quinquinas, lorsque les travaux de Vauquelin, Caventou et Pelletier, vinrent agrandir les domaines de la science par la découverte de quelques produits, dont la cinchonine et la quinine furent le résultat.

Duncan fut le premier qui signala dans les quinquinas deux produits, qu'il distingua l'un de l'autre sous le nom de cinchon amer et de cinchon rouge, et qu'il avait obtenus à l'aide de la chaux. Lopez-Gomes, ayant à son tour étudié ce produit, fixa l'attention des praticiens sur cette substance, et lui donna, par une foule d'observations, un caractère d'authenticité, en démontrant que la substance à laquelle on avait donné le nom de cinchon amer, était le véritable principe du quinquina, c'est-à-dire, le seul qui possédât toutes les propriétés médicales de cette écorce; cependant, malgré que cette découverte pût influer sur la thérapeutique, et présenter une foule de considérations médicales, elle fut néanmoins négligée, et les considérations auxquelles elle avait donné lieu, tombèrent en désuétude : il est vrai de dire qu'à cette époque la chimie pneumatique, venant à faire des progrès, détourna l'attention des chimistes, et dirigea leurs travaux vers un autre objet.

L'analyse végétale, ayant fait de rapides progrès par les soins infatigables de Fourcroy, de Vauquelin et de tant d'autres, et les sollicitudes qu'un médicament aussi précieux que le quinquina pouvait donner à des hommes qui sacrifiaient leurs veilles aux progrès des sciences, des arts et aux besoins de l'humanité, leur fit entreprendre l'application des méthodes analytiques à la recherche des principes constituans de cette précieuse substance, dont les travaux furent signalés par la découverte de l'acide quinique du quinate de chaux et autres produits.

Cette découverte fut un acheminement qui fournit à MM. Caventou et Pelletier les moyens d'obtenir des résultats que leurs devanciers avaient été loin d'espérer. Ces deux chimistes, en se frayant une nouvelle route dans la carrière de l'analyse, entreprirent le plus beau travail, le plus important que possédât l'art pharmaceutique, dont le résultat fut couronné par la découverte du cinchonine de la quinine, et, postérieurement, de de son sulfate, découverte à laquelle se rattachent d'autres travaux très-importans, qui feront un jour époque dans les annales de la science.

La meilleure méthode analytique, sur laquelle est fondée la meilleure doctrine que l'on puisse avoir sur les principes constituans du quinquina, et sur les moyens de les obtenir, repose sur un fait généralement admis, c'est-à-dire, l'insolubilité de la quinine et la solubilité de cette substance dans l'alcohol et les acides ; de manière qu'on peut juger d'avance quels sont les moyens les plus efficaces pour isoler la quinine sans la dénaturer. Comme cette opération est fondée sur des moyens-pratiques, basés sur l'action analytique de l'eau acidulée, de la chaux et l'alcohol, nous sommes obligés, pour l'intelligence de ce que nous dirons par la suite, de diviser le mode-pratique en trois époques différentes, qui nous mettront à même de parvenir avec connaissance de cause au but que nous nous proposons.

La première époque comprend l'action analytique des acides affaiblis. * Les acides sulfurique, muriatique et acétique, sont les moyens le plus communément employés ; l'une ou l'autre de ces trois substances agissent, 1.º en facilitant l'isolement complet de la quinine, en se combinant ou bien en exerçant sur elle une action chimique, que l'eau commune ne peut exercer ; 2.º en empêchant le quinate acide de quinine de former avec le tanin l'acide gallique et autres principes du quinquina, solubles dans l'eau, des combinaisons qui nuiraient à l'extraction de ce principe actif, en raison des altérations que ces combinaisons lui feraient éprouver. La deuxième époque repose, 1.º sur la propriété qu'a la chaux de saturer les acides ; 2.º sur la propriété qu'a cette substance de retenir la matière colorante et autres principes, ce qu'on peut juger facilement par les eaux-mères, les eaux de lavage, qui se trouvent dépouillées de tous

---

* Il est ici question de la méthode d'Henry, que l'auteur du mémoire qui nous occupe a suivie.

les principes rendus solubles dans les menstrues aqueux à l'aide des acides employés. La troisième époque est fondée sur la propriété qu'a l'alcohol d'isoler et d'enlever la quinine que la chaux a retenue, pendant le cours de la seconde opération, sans toucher à la matière colorante et autres principes fixés dans la chaux. On peut donc apprécier d'avance, en suivant la marche de cette opération, que la quinine peut même exister dans les quinquinas épuisés par de simples décoctions, puisqu'on n'a pas fait agir encore l'agent propre à l'isoler complétement.

M. Pelletier, qui, le premier, entreprit, comme nous le savons, l'analyse du quinquina, employa dans toutes ses opérations l'alcohol rectifié, dans la ferme croyance que l'eau commune ne pouvait pas enlever sans intermédiaire le principe qui nous occupe; aussi ce chimiste, dont l'autorité n'est pas suspecte en pareille matière, dit expressément que c'est de la partie résinoïde qu'on retire la quinine avec plus d'avantage : or, le principe résineux étant peu soluble dans l'eau, ce serait en pure perte qu'on irait le chercher dans ce menstrue.

M. Henry, s'étant aperçu postérieurement que les acides et l'eau acidulée exerçaient une action marquée sur le principe actif qui nous occupe, sans le dénaturer, essaya ce véhicule pour faciliter son extraction. Cet essai fut suivi d'un résultat heureux, puisque sa méthode a été généralement adoptée. Mais nous ne voyons nulle part que ce chimiste ait dirigé ses opérations sur l'extrait aqueux, parce qu'il s'était aperçu que ce moyen était infructueux par les raisons que nous avons exposées ; et, d'un autre côté, parce que les décoctions trop rap prochées disposent la quinine et son quinate acide à former des combinaisons qui en changent la nature, et nuisent à son isolement.

M. Guerette, pharmacien en chef de l'hôpital militaire de Toulouse, imbu de la plus saine doctrine * que nous possédions en ce genre, puisqu'elle est conforme avec la doctrine de Pelletier et Caventou, guidé par un but louable et philantropique, entreprit, dans l'intérêt des hôpitaux militaires, un travail sur les quinquinas épuisés qui fut suivi d'un succès complet. Ce pharmacien-chimiste parvint à obtenir, par la voie ordinaire, du sulfate de quinine en assez grande quantité pour fixer l'attention des praticiens. Dirigé dans ses opérations par un principe incontestable et généralement admis, il dut penser que l'eau commune n'étant pas susceptible d'enlever la quinine d'elle-même, sans agent intermédiaire, puisqu'on avait recours, dans cette opération, à un agent plus énergique, il dut penser, dis-je, que les quinquinas épuisés, et rejetés comme inutiles, devaient encore retenir une partie des principes propres à former la substance qui nous occupe; en conséquence, ayant dirigé ses opérations vers cet objet, il parvint à démontrer par des faits, consignés dans son mémoire, que les quinquinas épuisés contiennent encore assez de quinine pour pouvoir être exploités avec fruit.

Son travail ayant eu des résultats heureux, et voulant obtenir l'assentiment des gens éclairés, ce praticien distingué, dirigé par un motif aussi louable, conçut le noble projet de présenter son travail à la société de

---

* Voyez la réfutation du mémoire de M. Guerette.

médecine de Toulouse, pour en constater la validité.

La commission nommée pour examiner le travail de M. Guerette, l'ayant trouvé conforme, fit à cette société savante, un rapport favorable et motivé, qui à la vérité ne fut *contredit par personne*, parce que, dans cette circonstance, il s'agissait d'établir un fait vrai, que tous les raisonnemens du monde les mieux combinés ne pouvaient détruire.

M. Bernadet, au mérite duquel je me plais à rendre justice de bonne foi, chercha à démontrer que M. Guerette n'avait pas obtenu des quinquinas épuisés du sulfate de quinine. Il étaya son opinion sur des raisonnemens fondés « sur les connaissances générales et particulières » des substances diverses qui constituent les quinquinas, » de manière que tous les raisonnemens qu'il établit dans sa doctrine, eûrent pour objet de prouver que M. Guerette n'avait pas obtenu des quinquinas épuisés une substance, dont les échantillons se trouvent entre les mains de ceux qui ont bien voulu les examiner; mais comme les raisonnemens de M. Bernadet sont fondés sur une doctrine si saine, qu'il serait dangereux de les envisager sans les profaner, nous nous occuperons plus spécialement de ses expériences, qui se réduisent à la vérité à bien peu de chose, malgré qu'il les ait dirigées avec toute *l'exactitude dont il est capable*. Nous verrons bientôt jusqu'où s'étend cette capacité.

Toutefois, pour ne laisser rien à désirer sur le sujet qui nous occupe, il est essentiel de signaler quelques erreurs, qui pourraient devenir préjudiciables dans l'intérêt de la science et de l'art.

Pour prouver que les quinquinas épuisés ne peuvent

pas fournir du sulfate de quinine , M. Bernadet prétend qu'il suffit de démontrer la solubilité aqueuse de l'acide quinique et du quinate de chaux. Nous reconnaissons, avec lui , que ces deux substances présentent un degré de solubilité incontestable. Mais nous savons aussi , et le fait se trouve consigné dans le mémoire de Pelletier et Caventou, que ces deux substances sont insolubles dans l'alcohol ; nous savons aussi, que l'extraction de la quinine est fondée sur l'action analytique de ce menstrue. Je demande maintenant si la présence de l'acide quinique et du quinate de chaux dans les décoctions aqueuses peut influer sur l'isolement de la quinine ; car enfin, si ces deux substances sont insolubles dans l'alcohol , les décoctions aqueuses, où elles existent, n'entrent pour rien dans la préparation de cette substance , puisque l'alcohol est l'agent employé pour obtenir son extraction , il est clair alors que l'échaffaudage de M. Bernadet tombe de son propre poids.

Fidèle à son plan d'attaque , l'auteur de la réfutation du mémoire de M. Guerette, cherche à prouver que les extraits aqueux contiennent toute la quinine pure sans altération , et que c'est sur ce précieux produit que l'on doit diriger de préférence ses opérations ; il fonde son opinion sur la solubilité aqueuse de l'acide quinique et du quinate de chaux , et c'est en raison de cette solubilité, que l'auteur prétend que la quinine ne peut pas se rencontrer dans les quinquinas épuisés ; certes , voilà, à mon avis, une singulière manière de raisonner ! Personne n'ignore tout ce que l'auteur dit à ce sujet ; mais on sait aussi que l'alcohol est sans action sur l'acide quinique et le quinate de chaux, et que c'est à cause de cette inertie, que ces deux substances doivent être comptées pour rien dans l'extraction de la quinine ; donc ce n'est pas dans les décoctions aqueuses qu'il faut aller chercher le principe qui nous occupe ; de là résulte que la solubilité de l'acide quinique et du quinate de chaux ne changent en rien les opérations de M. Guerette, qui d'ailleurs sont concluantes.

Si M. Bernadet eût suivi la marche des opérations de Pelletier et Caventou, il aurait vu que ces deux chimistes disent textuellement, « que la quinine est » peu soluble dans l'eau ; l'eau bouillante n'en dissout » que 0,005 ; l'eau froide en dissout moins ; » il est évident alors que la quinine ne peut entrer dans les décoctions aqueuses, que pour cinq millièmes, ce qui à mon avis est peu de chose ; il est évident aussi que la quinine ne peut exister en totalité dans les produits aqueux et que par conséquent la découverte de M. Guerette est en harmonie avec toutes les doctrines généralement reçues : de même, si M. Bernadet n'eût pas été guidé par de petites passions de haine et d'intérêt, impardonables à un homme de sa profession, il n'aurait pas avancé légèrement que son collègue et M. Magnes, son rapporteur, avaient trouvé la quinine « là où il est impossible » qu'elle soit. » Mais comme chacun parle à son tour, et que dans les sciences, les théories et les systèmes ne sont inventés, tout simplement, que pour l'intelligence des faits, on peut répondre à cet argument, en disant que M. Magnes a trouvé la quinine là où elle était, puisqu'il l'a obtenue, et une preuve évidente qu'elle y était, c'est qu'après l'avoir obtenue, il l'a présentée à ceux qui ont suivi ces opérations.

Il est utile de remarquer néanmoins que les principes de M. Bernadet peuvent le tirer d'affaires contre toutes les expériences, lorsqu'on ne remonte pas à leur origine; car le principe fondamental de sa réfutation est fondé aussi sur la solubilité du quinate acide de quinine; d'abord, il faut commencer par prouver cette solubilité, pour savoir de quelle manière on l'envisage; il faut prouver de même que cette substance existe dans l'extrait aqueux sans altération, c'est-à-dire *dégagé de toutes les matières qui l'enveloppent*, et de toutes les substances qui peuvent lui faire éprouver un changement d'état (ce qui serait en contradiction avec toutes les observations); car, dans le cas où cette solubilité serait réelle, je suis étonné que dans les diverses analyses du quinquina, M.rs Pelletier et Caventou n'aient pas cherché la quinine dans l'extrait aqueux. Il était plus simple, ce me semble, de commencer par là, surtout lorsqu'on se rapelle que la chaux, en raison des masses et de son affinité pour l'acide quinique, pourrait décomposer le quinate acide, et mettre la quinine à nud, ce qui aurait simplifié singulièrement l'opération; d'un autre côté, puisque l'eau bouillante peut enlever le quinate acide, pourquoi emploie-t-on l'eau acidulée, les acides ou l'alcohol de préférence ? Pour moi, la raison en est simple, c'est que l'eau acidulée et l'alcohol exercent sur le quinate acide une action chimique que l'eau commune ne peut opérer, et qu'il faut par conséquent le concours de ces deux moyens pour obtenir la quinine complétement.

Il est essentiel d'observer ici que les principes de l'auteur de la réfutation sont en contradiction manifeste avec les faits exposés dans son mémoire; il prétend que

c'est sur l'extrait aqueux qu'on doit diriger les opérations.
Cependant il dit à la page 9, « que le sel cinchonique
(quinate acide) est défendu par une enveloppe de matière colorante, et de matière grasse insoluble, et qu'ainsi
abrité, il échappe à l'action de l'eau et ne s'en dissout
qu'une partie : » mais, puisque l'action de l'eau n'em-
pêche pas ces unions de se former, il est clair qu'il faut
recourir à des agens plus puissans, pour empêcher que
ces combinaisons ne mettent obstacle à son isolement ;
ces agens sont ceux qu'indique la méthode analytique :
donc la préparation de l'extrait aqueux devient un moyen
très-peu propre à opérer l'isolement de la cinchonine
et de la quinine.

Néanmoins M. Bernadet est tellement ferme sur ces
principes, qu'il admet, sans examen préalable, que la
quinine existe dans l'extrait aqueux. * Je lui demande
pourquoi il n'a pas présenté un travail pour l'obtenir par
décoction ; car s'il admet que le quinate acide de quinine
est soluble dans l'eau, il doit admettre, à plus forte raison, que le sulfate de quinine est insoluble, et que par
conséquent, il lui aurait été facile de le recueillir direc-
tement, puisqu'il se trouve le seul insoluble entre toutes
les substances qui s'opposent à son isolement ; il me
semble qu'un pareil travail en vaudrait bien un autre ;
il aurait, sur tous, le mérite de la nouveauté, puisque
toutes les méthodes connues jusqu'à ce jour sont fondées

_____

* Je ne partage point l'opinion de M. Bernadet sur la théorie
de l'extrait aqueux de quinquina, consignée dans le journal de
pharmacie, pour des raisons qui me sont connues, et que les
bornes que je me suis prescrites ne me permettent pas de déve-
lopper.

sur l'action simultanée des acides de la chaux et de
l'alcohol; les chimistes n'auraient pas besoin d'étaler
dans ce cas une méthode analytique aussi compliquée
que celle que nous possédons

De manière qu'en abondant même dans le sens de M.
Bernadet, il paraît que ce pharmacien n'a pas assez ré-
fléchi sur les méthodes analytiques employées par nos
devanciers; car s'il y eût porté toute son attention, il
aurait vu que le travail de M. Guerette est en harmonie
avec toutes les connaissances que nous possédons sur
cette matière; nous verrons bientôt qu'il est aussi en harmonie avec le travail de M. Bernadet lui-même, puisqu'il
a obtenu vingt grains de sulfate de quinine des quinquinas épuisés par des décoctions et des lavages, qui
ont nécessité, d'après son propre aveu, cent cinquante
livres d'eau distillée, *poids métrique*, c'est-à-dire, un
quintal et demi : je pense qu'on ne peut pas porter l'exactitude plus loin.

Cependant, comme il ne faut pas donner prise à de
fausses interprétations, il est utile d'observer que M.
Guerette n'a pas dit que les décoctions aqueuses fussent
tout-à-fait exemptes de ce principe actif. Cette assertion
serait en contradiction avec tous les faits, d'ailleurs M.
Guerette est censé connaître l'action des corps; il sait
aussi que l'insolubilité est une propriété relative pour
admettre une pareille conclusion, mais il a voulu prouver, et le fait est exact, que les décoctions aqueuses
contiennent infiniment moins de quinine que les teintures alcoholiques, et que ce serait en pure perte qu'on
irait la chercher dans l'extrait aqueux. On voit donc
que M. Bernadet ne nous apprend rien, lorsqu'il avance

que le quinquina ramené à sa fibre végétale , est un produit inerte et de nulle valeur : je ne vois pas que personne ait avancé le contraire ; car le but des travaux de M.
Guerette n'a eu d'autre motif que d'utiliser , dans l'intérêt
des hôpitaux civils et militaires , les quinquinas épuisés ,
que l'on rejetait comme inutiles. On voit donc que M.
Bernadet s'est tout-à-fait écarté de la question , en inter-
prétant à sa façon , ou en exagérant les intentions de
M. Guerette.

Ainsi, tout considéré , on voit, en réfléchissant sur le
mémoire de M. Bernadet , que ce chimiste s'est forgé
une chimère pour la combattre avec ses propres armes;
car , en examinant son travail avec attention , on croit
entendre un sourd répondre à des questions qu'on ne
lui fait pas. Il est clair qu'avec une pareille tactique on
peut combattre avantageusement une erreur , « annoncée
» avec solennité, accompagnée de la pompe de la séance
» d'une société savante , si distinguée , » qui , certes,
n'en a avancé aucune , puisque les commissaires chargés
d'examiner le travail en question , se sont bornés à établir un fait vrai , et à consacrer un principe généralement admis.

L'expérience est sans contredit l'arme la plus utile
pour dissiper les illusions de l'erreur et faire triompher
la vérité , en la dégageant de toutes les puériles discus-
sions de controverse , qui se ressentent toujours du motif
qui les fit naître : sous ce rapport , je m'étonne que
M. Bernadet , qui a tant à cœur le triomphe de la vérité,
n'ait pas cherché à établir , non par des théories , mais
bien par des faits et des expériences directes , que le
produit obtenu par M. Guerette n'est pas du sulfate de

quinine ; il me semble qu'un pareil moyen l'aurait mis à même de constater la validité de ses opérations. Cependant M. Bernadet a tranché la discussion, en avançant que le produit de M. Guerette était tout simplement du sulfate de chaux ; il est très possible que M. Bernadet ait obtenu du sulfate de chaux dans le cours de ses opérations, personne ne lui conteste le fait ; mais ce produit n'est pas le sulfate de quinine de M. Guerette. Il faut donc, avant tout, qu'il commence à se mettre à la hauteur des opérations de ce dernier, pour pouvoir en apprécier les résultats.

M. Magnes, qui jouit à juste titre de la confiance qu'il s'est acquise par ses travaux et par des connaissances approfondies, a répété le travail de M. Guerette, en y apportant les modifications que sa pratique lui a suggérées. Il a obtenu les mêmes résultats que ce dernier. Il me semble que deux opinions, fondées sur des travaux publics, valent bien ceux qu'on fait dans le silence du cabinet, à l'ombre du laboratoire, où le feu des fourneaux et les fumées de la vanité nous entourent souvent d'un nuage épais, que le prestige de l'amour - propre rend plus difficiles à dissiper ; aussi, pour y voir clair au milieu de tant de ténèbres, nous prions le lecteur de suivre les travaux de M. Guerette, que nous allons répéter avec lui, pour le mettre à même de juger convenablement des assertions émises par l'Auteur de la réfutation du travail en question.

I.re EXPÉRIENCE.

J'AI pris cinq hectogrammes de *cinchona cordifolia*, épuisé préalablement par de fortes décoctions ; j'ai fait bouillir dans dix kilogrammes d'eau , acidulée à l'aide de trente grammes d'acide sulfurique : l'opération terminée, j'ai passé le tout à travers une toile fixée sur une étamine de laine ; le décoctum, ainsi obtenu, présentait une saveur acidulée très-prononcée, l'amertume ne s'était pas encore manifestée d'une manière sensible ; dans cet état, j'ai fait agir sur ce décoctum de la chaux débilitée , en assez grande quantité, pour fixer la matière colorante et autres principes du quinquina : cette seconde opération achevée, j'ai jeté le tout sur un filtre de toile supporté par une étamine de laine ; le liquide qui en a résulté était légèrement coloré, sans amertume et sans goût ; j'ai lavé ensuite le précipité à plusieurs reprises, afin d'enlever tout le sulfate de chaux, formé pendant l'opération ; j'ai réuni les eaux-mères, les eaux de lavage, que j'ai fait évaporer jusqu'à concurrence de la moitié ; à cette époque de l'opération, le liquide s'est troublé, sa surface s'est recouverte d'une pellicule grisâtre de sulfate de chaux ; les parois de la bassine présentaient aussi une couche de précipité de même nature : il est utile d'observer que cette substance n'a présenté , ni après ni pendant l'opération, la cristallisation soyeuse, ni les caractères indiqués par M. Bernadet. Elle a été confondue par ce chimiste avec le sulfate de quinine de M. Guerette. Ce produit était tout simplement du sulfate de chaux, que j'ai jeté comme inutile.

II.me EXPÉRIENCE.

J'AI dirigé ensuite mes opérations sur le précipité, resté sur le filtre, qui contient, comme on le sait, tous les principes du quinquina. Ce précipité, desseché con-

venablement, fut traité par l'alcohol + 36°, au degré
de température le plus convenable ; la teinture alcoholique terminée, je la fis passer à travers un filtre de toile
très-serrée, supportée par une double étamine de laine ;
les premières portions du liquide alcoholique qui pas-
sèrent dans le récipient, présentèrent un aspect louche,
qui s'éclaircirent ensuite, lorsque toute la teinture eut fini
de passer ; cette teinture, traitée avec de l'acide sulfurique affaibli, donna lieu à un précipité très-abondant,
d'un aspect brillant, que je recueillis sur un filtre.

Ce produit examiné me présenta, à l'insolubilité près,
le caractère du sulfate de quinine, mêlé du sulfate de
chaux. La saveur de ce produit était amère et analogue
à celle du sulfate de quinine, avec cette différence, qu'elle
perdit une partie de son amertume par des lavages, à
l'aide de l'alcohol affaibli, moins soluble dans l'alcohol
et les acides affaiblis que le sulfate de quinine peu soluble dans l'eau.

III.me EXPÉRIENCE.

CONVAINCU, après cette opération, que la teinture alcoholique ne contenait plus de sulfate de chaux, et qu'elle
renfermait la quinine pure, je dirigeai mes opérations
de manière à pouvoir préparer son sulfate : en conséquence, je fis agir sur cette teinture de l'acide sulfurique,
affaibli dans les proportions convenables, que je décolorai
par le charbon animal ; cette opération étant terminée,
je filtrai le tout à chaud, et j'obtins pour résultat du
sulfate de quinine pur, blanc, soyeux, amer, insoluble
dans l'eau, soluble dans l'alcohol et les acides faibles.

IV.me EXPÉRIENCE.

Soupçonnant que le charbon animal fournissait quelques principes nuisibles à l'opération, je le traitai sépa-
rément par l'eau acidulée et l'alcohol acidulé ; le liquide
filtré était incolore ; soumis à l'évaporation, il prit une
teinte verdâtre très-prononcée, et laissa déposer, au
bout d'un certain temps, un sédiment d'un blanc mat
dont je ne pus déterminer la nature ; ce qui m'obligea
de laver le charbon avec de l'alcohol acidulé, pour être
plus sûr de mes produits.

V.me EXPÉRIENCE.

L'extrait aqueux, traité par la méthode ordinaire,
donne pour résultat un produit semblable au sulfate de
quinine mêlé de sulfate de chaux.

Ce produit présenta le même caractère que celui de
la seconde expérience, d'une saveur amère, blanc comme
ce dernier, insoluble dans l'eau, peu soluble dans l'alcohol et les acides faibles ; perdant en partie son amertume
par des lavages faits à l'aide de l'alcohol affaibli ; sa
forme cristalloïde est soyeuse et blanche ; ce caractère
est aussi celui du sulfate de chaux.

D'après l'exposé de cette opération, il est facile de
se convaincre que les décoctions aqueuses prolongées
apportent un changement notable dans les principes
constituans du quinquina. L'acide gallique, le tanin et
autres principes du quinquina que l'eau entraîne, réa-
gissent sur le quinate acide de quinine, lui font éprouver
un changement d'état et de nouvelles combinaisons ;

qui

qui nuisent à l'extraction de la quinine. Les décoctions prolongées assortissent les principes constituans du quinquina, et déterminent certaines combinaisons qu'il est difficile de détruire. Voilà pourquoi les chimistes ont toujours rejeté ce moyen ; car si le quinate acide de quinine se trouve dans l'extrait aqueux, à l'état de liberté, il est clair qu'en traitant les décoctions aqueuses du quinquina par l'acide sulfurique et la méthode décolorante, on doit obtenir du sulfate de quinine insoluble ; cependant cela n'arrive pas, parce que la matière résinoïde, qui contient les principes solubles dans l'alcohol ou les acides affaiblis, ne peut être extraite que par l'un ou l'autre de ces deux moyens ; ces deux agens s'emparent de la quinine ou de son quinate acide, empêchent qu'elles ne contractent d'union avec les autres principes constituans du quinquina, union qui nuirait à son exploitation ; ceci est conforme avec tous les faits connus et toutes les expériences faites sur cette matière. En conséquence, je conseille à M. Bernadet, dans son intérêt, de soumettre le produit qu'il a obtenu à un sévère examen, avant de l'introduire dans l'usage médical, s'il ne veut s'exposer à tromper la confiance des autres, en se trompant lui-même.

On voit, d'après cet exposé, que M. Bernadet a commis trois grandes erreurs ; la première, en dirigeant ses opérations sur les eaux-mères et sur les eaux de lavage ; la seconde, en donnant à entendre que la cristallisation soyeuse de la deuxième expérience, observée par ce chimiste, et qui ne s'est pas rencontrée dans le cours de mes opérations, est le sulfate de quinine de M. Guerette : je ne puis pas croire néanmoins que ce

soit par ignorance qu'il a commis une pareille méprise ;
la troisième , en dirigeant ses opérations sur l'extrait
aqueux , et en négligeant de séparer le sulfate de quinine
du sulfate de chaux * avec lequel il est toujours uni ;
erreur qui l'a conduit à confondre les produits ; ce qui
pourrait lui devenir préjudiciable dans la préparation
qu'il fait en grand de cette substance ; car , enfin ,
puisqu'il ne fait pas mention des moyens propres à isoler
le sulfate de quinine de tous les sels formés pendant
l'opération , c'est une preuve qu'il ne les a pas mis en
usage , ou bien qu'il n'est pas d'assez bonne foi pour
rendre justice à qui de droit.

Je taxe M. Bernadet de mauvaise foi ; car , dans le
fond, elle est si évidente, qu'il faut être dénué de toute
espèce de jugement pour ne pas l'y reconnaître ; car ,
en réfléchissant sur le mémoire de M. Bernadet, on
voit qu'il se jette à corps perdu dans des considérations
oiseuses , pour démontrer que les quinquinas épuisés ne
peuvent pas contenir du sulfate de quinine ; on voit néanmoins, à la page 23, qu'il en a obtenu vingt grains ;
mais puisqu'il en a trouvé une quantité appréciable , c'est
une preuve que M. Guerette peut l'avoir obtenue aussi
bien que lui. Je demande maintenant, que deviendront
les sublimes considérations théoriques qu'il a présentées
dans son mémoire ? Elles deviendront ce que toutes les

* Il aurait été à désirer que l'auteur de la réfutation eût expli-
qué les motifs qui lui ont fait employer la potasse. Ce procédé est
tellement défectueux , que nous l'avons négligé complétement, pour
ne nous occuper que de la méthode ordinaire , dont les résultats
sont plus appréciables et plus rationnels.

inconséquences de cette nature deviennent, lorsqu'on n'étaie pas ses assertions sur des expériences et des faits concluans.

Que M. Bernadet veuille nous en imposer, lorsqu'il prétend posséder des secrets connus de lui seul, peu m'importe ; *chacun exploite la mine à sa façon* ! Mais qu'il vienne hardiment, à la face d'une foule de gens éclairés, contredire et réfuter, par des raisons captieuses et des inconséquences outrageantes, un travail qui peut avoir une utilité réelle, c'est avoir bien bonne opinion de soi, ou bien mauvaise opinion des autres, que de les croire capables de partager de pareilles erreurs ; car, enfin, il me semble que, quand bien même M. Guerette aurait été entraîné un peu trop loin par amour pour le bien public, son travail n'en est pas moins estimable ; il mérite, ce me semble, quelque intérêt, puisque ce travail peut présenter une utilité réelle, et nous éclairer sur la nature du sulfate de quinine ; car si, d'après le dire de M. Bernadet, les quinquinas épuisés ne contiennent pas de principe actif, comment se fait-il qu'on obtienne du sulfate de quinine d'une substance qui n'en contient pas.

Si M. Bernadet avait voulu donner à ses opérations un caractère d'authenticité, il aurait pu, ce me semble, s'y prendre d'une autre manière. Il ne doit pas ignorer que les teintures aqueuses et alcoholiques conservent entre elles, relativement, une pesanteur spécifique différente. Il me semble alors que dans l'appréciation des rapports de cette pesanteur, M. Bernadet aurait pu trouver s'il ne s'était pas introduit des matières étrangères dans le sulfate de quinine de M. Guerette. Cette marche mathématique, jointe à des expériences chimiques directes, l'auraient conduit à des résultats plus heureux. Il me semble qu'il aurait mieux valu prendre cette marche que d'entrer dans des considérations théoriques qui tendent à démontrer, de son propre aveu, qu'une chose n'existe pas, lorsqu'elle existe en effet.

Ainsi, tout considéré, il est évident que M. Bernadet s'est tout-à-fait écarté de la question, et, sans partager néanmoins toutes les conséquences émises dans le mémoire de M. Guerette, je conclus,

1.º Que les quinquinas épuisés contiennent du sulfate de quinine, ou, pour mieux dire, la matière propre à le former ;

2.º Que la découverte de M. Guerette est en harmonie avec tous les principes reçus et toutes les doctrines connues jusqu'à ce jour ;

3.º Que la préparation de l'extrait aqueux et les décoctions prolongées font éprouver au quinate acide de quinine un changement d'état nuisible à l'isolement de la quinine ;

4.º Que l'extrait aqueux ne peut fournir qu'un produit imparfait ;

5.º Que la commission, chargée d'examiner le mémoire de M. Guerette, serait bien peu de chose, si chaque membre en particulier ne possédait pas autant de connaissances que l'auteur de la réfutation qui nous occupe ; réfutation dont nous avons démontré l'inexactitude et la ridiculité.

XAVIER DUJAC.

www.ingramcontent.com/pod-product-compliance
Lightning Source LLC
Chambersburg PA
CBHW060509200326
41520CB00017B/4972